NOUVELLES

CONSIDÉRATIONS PRATIQUES

SUR LE TRAITEMENT

DES

AFFECTIONS VÉNÉRIENNES

PAR LES BAINS,

APPLICABLES

Aux personnes faibles, maladives; aux femmes enceintes ou nourrices.

Par A. CONCHE,

Médecin, directeur de l'établissement de la Mouche.

C'est par l'absorption qu'il est venu,
c'est par l'absorption qu'on doit le guérir.

LYON,

RUE SAINT-JOSEPH, 8.

1846.

NOUVELLES
CONSIDÉRATIONS PRATIQUES
SUR LE TRAITEMENT
DES
AFFECTIONS VÉNÉRIENNES
PAR LES BAINS,

APPLICABLES

Aux personnes faibles, maladives, aux femmes enceintes ou nourrices,

Par A. CONCHE,

Médecin, directeur de l'établissement de la MUETTE.

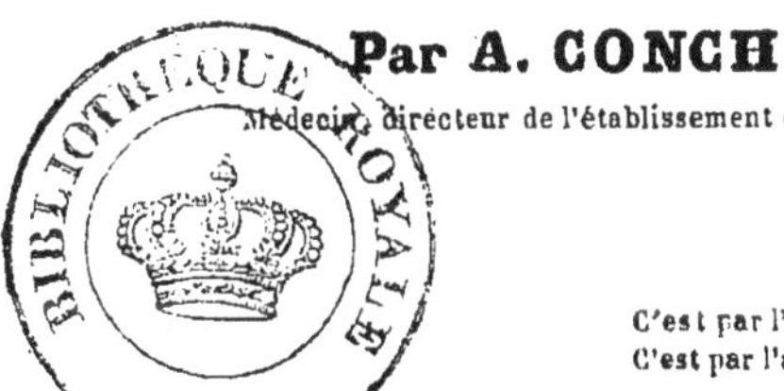

> C'est par l'absorption qu'il est venu ;
> C'est par l'absorption qu'on doit le guérir.

LYON,

RUE SAINT-JOSEPH, 8.

1840.

La Croix-Rousse. Imprimerie de TH. LÉPAGNEZ.

AVIS.

Je n'offre pas un moyen nouveau, je le régularise, voila tout. L'usage des bains (1) dans le traitement des maladies est aussi vieux que la science ; mais c'est un vieux fou qui ne sait ni ce qu'il fait ni même où il va; je lui rends jeunesse et forces en le soumettant à des régles; je le réhabilite enfin......

Quant au genre de traitement auquel je l'applique ; j'ai besoin de me persuader qu'il n'est aucun sujet, quelque minime qu'il soit, au dessous de l'attention de celui qui voue sa vie au soulagement de ses semblables; et cela, *sans philanthropie*, par devoir et nécessité.

Le sujet que je traite est sali, souillé par le charla-

(1) Bains chargés de principes médicamenteux.

tanisme, il est vrai; mais à côté de l'ignoble tableau qu'il déploie chaque jour sous nos yeux; il y a aussi le portrait des hommes les plus recommandables qui se sont voués à l'étude et au traitement de ces affections qui me rassure; on peut sans crainte se mettre à l'ombre des Swediaur, des Culerier, des Lagneaux, des Ricord, des Baumès, et de tant d'autres noms honorables que je pourrais invoquer.

Du reste, ce qui m'a déterminé à entreprendre ce travail; ce sont les déplorables résultats de la médication interne de ces affections, que ma position comme chef d'établissement de santé (1) m'a permis d'apprécier à sa juste et funeste valeur, lorsqu'elle est appliquée à des individus faibles et valétudinaires.

La modification que j'introduis dans le traitement des affections syphilitiques est un véritable progrès (2); je le dis sans prétention, sans crainte aucune.

(2) Dirigeant depuis huit ans un Etablissement de santé où sont reçus tous malades et convalescents (les aliénés, les épileptiques et les galeux seuls n'y sont pas admis), j'ai pu connaître la funeste influence des remèdes administrés à l'intérieur chez les individus irritables et disposés aux affections soit de l'estomac, du cœur ou des poumons; la liste serait longue des victimes de cette médication! Toutefois, à l'honneur de la médecine, je dois dire que la plupart de ceux qui venaient se présenter à mon établissement comme convalescents, après avoir suivi ce traitement, avaient été soignés par des personnes étrangères à la médecine pratique, proprement dite.

(2) En bornant l'application de ce moyen aux affections vénériennes, ce n'est pas qu'on ne puisse l'appliquer avec succès au traitement de beaucoup d'autres affections. Les bains prolongés ont été de tout temps avantageux dans les

De plus, je croirais utile de le voir adopter dans tous les établissements de santé où des femmes faibles ou enceintes, des hommes débiles et souffrants vont chercher un remède au mal qui les dévore; la médication par les bains n'a pu tomber que parce qu'elle manquait de régulateur. Je l'ai trouvé : qu'on l'applique, et je m'applaudirai si l'expérience vient confirmer de tout point le résultat de ma pratique, et les espérances qu'elle a fait naître.

engorgements du foie, de l'utérus, dans les affections de la peau et de la moëlle épinière.

AU LECTEUR.

Si je publie aujourd'hui l'exposé d'un nouveau mode de traitement des affections vénériennes; ce n'est pas que la thérapeutique de ces affections ne soit capable de répondre à l'attente de l'être souffrant; la science des maladies vénériennes est, sans contredit, celle qui a fixé le plus l'attention des hommes les plus recommandables du corps médical dans tous les pays; mais la science médicale est comme le progrès, insatiable; il faut qu'elle marche. Nous vivons dans un siècle où l'esprit de l'homme, avide de connaissances, veut se rendre raison de tout; toutes sciences dont les formules n'affectent pas la forme mathématique; toutes sciences abstraites ou conjecturales, ainsi qu'on les appelle, sont par cela même frappées de discrédit; le scepticisme les accueille. Est-ce un mal? est-ce un bien? Nous considérons ce fait comme le grain de folie inhérent à l'intelligence. De ce que les lois de la chimie, de la physique ne sont connues que de ceux qui les étudient, s'en suit-il qu'elles n'existent pas? de ce qu'il faut être médecin pour interroger l'être souffrant, connaître ses besoins, apprécier l'étendue des lésions des organes; s'en suit-il que la science médicale n'a pas ses données positives comme les sciences naturelles? n'a pas ses indications et ses règles générales qui la gouvernent?

Existe-t-il une science qui, si j'en excepte la chimie, la physique, et la mécanique, ait fait autant de progrès réels que la médecine depuis cinquante ans? N'a-t-elle pas mathématisé ses formules dans les maladies de poitrine par le stéthoscope et la percussion? dans les affections de l'utérus par le spéculum? Le vaccin est-il un problème incomplet (1)? faudrait-il donc pour vaincre l'esprit injuste quelquefois malveillant du public, ouvrir les cadavres devant lui et lui faire toucher du doigt la certitude du diagnostic médical? car telle serait la nécessité imposée pour le convaincre?

Non : que la science médicale suive son œuvre progressive; qu'elle satisfasse lorsqu'elle le peut l'exigence inquiète du malade; et elle accomplira encore dignement sa mission. Les Raspail en herbe auront beau vouloir déverser sur elle l'ironie et le sarcasme; jamais ils n'atteindront le médecin qui comprend tout ce que sa mission a de noblesse et de sainteté. (2)

(1) J'entends des voix qui s'écrient que le vaccin ne tient pas ses promesses; plus tard, j'espère répondre.

(2) Nous avons vu avec peine un homme éminent, haut placé dans l'opinion publique; un savant de premier ordre, venir remplir le rôle de saltimbanque, c'est-à-dire faire rire un public léger par caractère et fort peu réfléchi : M. Raspail est un homme d'un haut mérite, nous le reconnaissons: nous lui accordons même le droit de se montrer prétentieux, *et Dieu sait s'il en use;* mais nous ne pensons pas qu'il porte l'appréciation de lui-même à se croire *unique*; accordons qu'il soit une constellation, « puisqu'il a de si belles découvertes à faire en astronomie, » il a bien des satellites qui l'entourent? or, il est trop instruit pour ne pas savoir que dans l'échelle des êtres, en admettant le type idéal de la beauté, la tête d'Apollon du Belvédère, on peut, par une pente progressive, insensible dans ses nuances, établir une série graduée d'êtres, qui tous se trouvent dans la nature, et dont le dernier vient aboutir à la tête de l'ignoble *crapaud*. A côté de M. Raspail, le savant, l'homme à la haute science, le travailleur infatiguable, à l'intuition

Pour nous médecins qui n'avons d'autres désirs que de parcourir d'une manière modeste notre carrière; ne nous laissons pas décourager; et si un petit bien à opérer, une petite satisfaction à donner à l'esprit de l'être souffrant se présente saisissons-la, rien n'est indifférent dans le domaine de la médecine pratique.

Si j'invoque ainsi le devoir imposé au corps médical; c'est que je sens combien j'ai besoin de me persuader que le médecin se rend coupable du crime de lèse-humanité, lorsqu'il laisse perdre une idée quelque minime qu'elle soit, mais qui peut être utile à l'être souffrant.

Tel est le motif qui m'a déterminé à appeler l'attention du malade, aussi bien que du médecin; sur un des moyens médicaux les plus fréquemment employés.

scientifique, si vous voulez; il se trouve sans aucun doute un homme qui, s'il ne l'atteint pas, le suit au moins de bien près dans l'échelle de la science; après celui-ci en vient un autre, et de degrés en degrés, d'échelon en échelon, nous arriverons à trouver que l'habitant de l'échope ou la marchande de choux du coin de la rue, rempliront dans l'échelle de la science, le rôle du crapaud dans celle des êtres, sans qu'il soit possible d'établir un caractère distinctif et tranché entre les individus composant cette série *de savants* (*a*) formée de nuances insensibles, et chez lesquels, si l'on n'est pas sûr de trouver la même science, on peut au moins espérer trouver la même prétention.

Quant au désintéressement, on n'y croit plus; le titre de *philanthrope* est presque devenu synonime d'un autre terme que je ne crois pas devoir exprimer: il faut que M. Raspail, en soit saturé de philanthropie, pour payer un appartement d'un haut prix (*b*), et cela pour donner des consultations purement gratuites!...

Nous ne pouvons qu'applaudir à la conduite de MM. Orfila et Fouquier; ils ont bien mérité du corps médical: puissent-ils ne pas s'arrêter et donner l'exemple du dévouement aux intérêts d'un corps que l'égoïsme et la personnalité étouffent depuis si longtemps.

A M. Raspail, nous lui dirons que son nom est trop brillamment inscrit au Panthéon de la science, pour qu'il lui soit permis de monter sur les tréteaux du marchand d'orviétan, et que nous ne considérons ce fait, que comme une aberration de sa haute intelligence.

(*a*) Qu'arriverait-il, si tous ces savants réclamaient, en faveur de leur science, le privilége de se soustraire à l'action des lois, ainsi qu'a voulu le faire M. Raspail?

(*b*) Voir sa défense.

— De tous les agents thérapeutiques que la médecine emploie, il en est peu qui soient aussi fréquemment mis en usage que les bains ; appréciant les avantages immenses que l'hygiène retire de ce moyen ; la thérapeutique ne tarda pas à s'en emparer, et bientôt les bains médicamenteux vinrent inscrire leur titre à la confiance, à côté des bains hygiéniques; mais par une étrange et bizarre inconséquence de l'esprit; tandis que le médecin se livrait aux recherches les plus pénibles, parvenant à force de travaux à pénétrer les secrets de la nature et les heureuses applications qu'il pouvait en faire pour le soulagement du malheureux ; pendant ce temps, dis-je, il négligeait l'étude d'un des moyens les plus puissants et les plus doux tout à la fois, qu'il lui soit donné d'employer. Ainsi donc, donner à la science médicale pratique un nouveau moyen d'appréciation de la thérapeutique des bains; satisfaire ainsi aux besoins exprimés dans tous les ouvrages publiés sur cette matière, par les hommes spéciaux, et senti par tous les praticiens; offrir en même temps au malade, outre l'agrément d'un traitement doux, propre, facile à suivre, la satisfaction de pouvoir apprécier par lui-même les résultats de la médication qu'il suit; éloigner de l'être faible, maladif, les dangers qui accompagnent toujours la médication interne de ces affections, quelle que rationnelle qu'elle soit; telles sont les différentes conditions que j'ai en vue de remplir par ce travail.

CONSIDÉRATIONS

SUR

LES SUBSTANCES EMPLOYÉES PAR CE MODE DE TRAITEMENT.

Le mercure formera toujours la base la plus rationnelle de tout traitement des affections vénériennes; son action salutaire, consacrée par l'expérience de trois siècles, justifie assez la confiance que le médecin lui accorde sur tout médicament; bien plus, il semble que chaque jour soit destiné à faire découvrir dans cette précieuse substance, de nouvelles propriétés. En effet, ce n'est plus seulement à combattre les affections vénériennes que le médecin, de nos jours, l'applique; le champ de sa puissance s'accroît de plus en plus; ainsi, nous le voyons dans une des affections les plus terribles qui surviennent chez les femmes, et compromettent leur existence à la suite de leur couche; dans la métro-péritonite, obtenir les plus brillants succès; dans ce cas, plus la main qui l'administre est hardie, plus le succès est prompt: dans le rhumatisme aiguë, chez les individus sanguins, lorsque le traitement anti-phlogistique le plus actif a été impuissant; vous le voyez souvent employé à hautes doses en friction; agir comme sédatif puissant, et donner les plus heureux résultats; dans l'hépatite aiguë ou chronique; dans les convulsions idiopathiques des enfants; dans l'hydrocéphalite aiguë; dans l'iritis; dans les scrofules mêmes, associé aux dépuratifs sous différents noms. N'est-ce pas un des vermifuges les plus efficaces, que nous administrons à nos enfants sous le nom de calomel? n'est-ce pas à lui enfin que l'on doit, comme premier bienfait, la disparution de la lèpre en Europe, si répandue autrefois que la France seule renfermait dix-neuf mille léproseries ou hôpitaux, destinés à recevoir ceux qui en étaient atteints; tandis que de nos jours, un seul suffirait, et encore ne serait-il pas rempli: Telle est cependant une partie des cas où le mercure est employé avec le plus grand avantage; quel est le médicament qui ait autant de droits et de titres à la confiance du malade et du médecin? Ce que j'écris ici, ce n'est point pour l'homme de l'art; peu de médecins répudieraient son action salutaire; mais c'est pour l'homme du monde instruit, aussi bien que pour le paria de la civilisation: car tous deux sont exploités chaque jour par le charlatanisme, dont l'argument le plus puissant est la crainte du mercure, que, certes, le charlatan n'est pas disposé à affaiblir, car c'est la source où il va puiser sa puissance et ses scandaleux bénéfices (1).

(1) La mission de la presse périodique est belle, sans doute, mais elle a un triste côté pour l'avenir de l'espèce humaine; si au moins elle mettait la lumière à côté de l'abîme (*a*), mais cela ne ferait pas son affaire; laissons voler, laissons tuer l'homme souffrant; la loi le permet sous cette forme.

Voulez-vous connaître la valeur du charlatanisme pour la presse périodique? Voulez-vous savoir pourquoi les hommes à haute intelligence, qui sur tous les points de la France la dirigent, n'emploient pas leur capacité à flétrir énergiquement cette plaie hideuse de l'époque; qui a pour résultat immédiat de rabougrir l'espèce, en altérant chez beaucoup d'hommes la force vitale et ne leur laissant qu'un simulacre de vie? Eh! bien, cherchez-le dans *la caisse*, vous ne le trouverez pas ailleurs : vous la voyez pleine et rebondissante; qu'une loi vienne, dans l'intérêt de

(*a*) Je ne parle que des annonces des médicaments secrets et de leurs propriétés.

Veut-on apprécier par un seul fait, le progrès qu'a fait la science thérapeutique sous le rapport du traitement des affections dont nous parlons ; autrefois on employait jusqu'à dix-sept livres de mercure, pour le traitement d'une maladie simple; de nos jours, les plus invétérées cèdent à l'administration de deux grammes au plus de sel mercuriel.

Le mercure est donc le remède héroïque par excellence; seulement il demande une main sage et prévoyante pour l'administrer.

Après lui ; la science nous offre encore un médicament précieux ; ce remède nouvellement introduit dans la pratique médicale ; a déjà mérité ses chevrons par les heureux et brillants succès obtenus par son administration.

C'est l'iodure de potassium et ses diverses combinaisons ; à eux désormais le domaine des affections vénériennes dégénérées et réfractaires au mercure ; affections incurables, qui faisaient aussi bien le désespoir du médecin que du malade; à eux surtout le droit de modifier puissamment l'organisme des individus scrofuleux; de faire disparaître ces engorgements indolents, qui amènent si souvent à leur suite ces hideuses cicatrices, qui laissent leurs marques indélébiles,

l'humanité, défendre l'annonce et la vente des prétendues propriétés médicales des remèdes secrets, que sous toutes formes le charlatanisme prône, et vous pourrez lui porter un crêpe, car elle aura perdu le plus beau fleuron de sa couronne.

Rendons cependant hommage à qui il est dû. Beaucoup d'hommes d'un haut mérite, placés à la tête de la rédaction des journaux, déplorent ce scandaleux spectacle et ne demandent pas mieux que de le voir cesser; mais ils sont impuissants, l'administration financière est là qui n'entend pas raillerie à ce sujet ; car, ainsi que le disait dernièrement un homme intelligent, rédacteur d'un journal, il faudrait mettre la clé sous la chattière.

Les journaux ne vivent que par les annonces, et les annonces des remèdes secrets forment plus du tiers de leur recette. Le fisc écrase les journaux. Que l'on diminue les droits de timbre, les droits de poste; mais que l'on défende les annonces de remèdes secrets, et l'Etat accomplira deux actes de haute moralité.

chez les malheureux qu'atteint ce vice d'organisation, qui sont encore de nos jours un motif d'invincible éloignement.

Après les préparations actives, puissantes que nous venons d'énumérer, viennent se placer les préparations sulfureuses; le chlorure de sodium, destiné à remplacer les bains de mer, employés fréquemment et avec succès par tous les médecins, pour combattre, ainsi que l'iode, la disposition scrofuleuse chez les enfants, et la prédominance du système lymphatique chez ceux qu'il menace.

Enfin, les bains ferrugineux, si favorables, si puissants, chez les individus anémiques, dont le sang, appauvri par une cause quelconque, semble avoir subi une profonde altération, qui se décèle par la faiblesse, la bouffissure, la décoloration des muqueuses et de la peau, etc., etc.; bains employés avec tant de succès par beaucoup de praticiens, et dont on n'a pas apprécié toute la valeur.

Ainsi donc, les sels mercuriaux, les préparations d'iode, les préparations sulfureuses, le chlorure de sodium, rendu plus ou moins actif; les sels de fer; voila les bases de la médication que j'emploie; médication active, puissante, supportée avec la plus grande facilité par les personnes faibles, maladives ou trop impressionnables.

Telles sont les considérations sommaires que je crois devoir donner sur cette médication.

DESCRIPTION DÉ L'APPAREIL.

L'appareil se compose :

1° D'une baignoire, en bois, avec une plaque de verre déterminant d'une manière exacte la quantité d'eau du bain,

2° D'un thermomètre indiquant la température;

3° D'un calorificateur en verre ou cristal (1), destiné à tenir l'eau du bain toujours à une température uniforme (et placé dans le bain) ;

4° D'une coupe en verre, sur laquelle sont tracées toutes les divisions du litre. Pour compléter cet appareil, j'y ai joint un bain par encaissement pour les fumigations ; de cette manière, le malade pourra, sans sortir de la maison et sans s'exposer au froid; suivre l'hyver le traitement qui lui sera ordonné.

(1) Les baignoires métalliques décomposeraient les substances médicamenteuses du bain.

CLASSIFICATION DES MALADES

SELON LEUR FACULTÉ D'ABSORPTION.

Pour faciliter le traitement, nous avons cru devoir classer en trois catégories, les personnes soumises à cette médication :

1re catégorie. Les personnes qui absorbent beaucoup.
2me catégorie. Les personnes qui absorbent moyennement.
3me catégorie. Les personnes qui absorbent peu.

La puissance de la médication est également divisée en trois degrés :

1er degré.	Par litre d'eau,	5	centigrammes	de sel.
2me degré.	—	10	—	—
3me degré.	—	15	—	—

De cette manière, la puissance de la médication se trouve en rapport avec la faculté d'absorption.

En adoptant cette échelle, je ne l'ai fait que dans le but de permettre à MM. les médecins de simplifier leurs formules. Quant à l'ordre, ils peuvent l'intervertir à leur gré, selon qu'ils le croiront utile à leurs malades.

TRAITEMENT.

C'est par l'absorption qu'il est venu ;
C'est par l'absorption qu'on doit le guérir.

Voici l'exposé du traitement que je fais suivre aux personnes que je dirige.

Je commence par faire prendre quelques bains simples, afin d'assouplir la peau, de la préparer à la médication dont elle doit être l'agent actif : temps pendant lequel j'étudie la puissance d'absorption de l'individu ; je joins à cela, l'usage de quelques boissons relâchantes, un léger purgatif salin, si l'état des organes du ventre le permet.

Ensuite, après avoir apprécié l'idiosyncrasie de l'individu, je détermine la puissance d'action de ma médication, et le choix des remèdes à employer ; en prenant pour bases les données fournies par l'expérience pratique, de ceux qui nous ont précédés, et que la pratique médicale reconnaît justes, puisqu'elles sont encore adoptées aujourd'hui. En voici la formule :

Les affections syphilitiques sont classées en trois catégories :

1° Primitives (datant de six mois au plus) ;

2° Secondaires (un an à deux) ;

3° Tertiaires ou constitutionnelles.

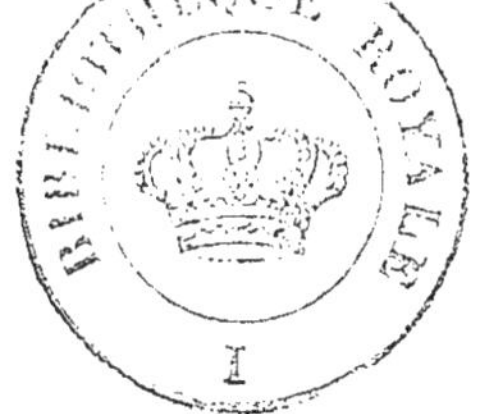

Cette division n'est point arbitraire, ainsi que l'homme du monde pourrait le croire ; à chacune de ces cathégories se rattache un ordre de phénomènes morbides différentiels, qui seuls suffisent aux médecins pour apprécier la durée et la gravité de l'affection.

Ainsi les accidents qui accompagnent les affections syphylitiques à leur début, ne sont pas ceux qui doivent survenir lorsqu'elles auront six mois ou un an de durée ; et lorsque cette affection aura jeté de profondes racines, lorsqu'elle a en quelque sorte saturée l'économie, ce qui lui fait donner l'épithète de constitutionnelle ; c'est encore sous d'autres formes qu'elle se révèlera à l'observation, et par une autre médication qu'elle doit être combattue.

Telle est la marche progressive, graduée, que suit l'affection dont nous parlons.

Or, à chacune des périodes de la maladie vénérienne se rattache un fait que l'expérience pratique a consacré ; c'est que plus elle est ancienne, plus le traitement doit être long. Ainsi, une affection récente n'exige pas au-delà d'un mois, six semaines, et l'emploi de quatre ou huit grains (vingt à quarante centigrammes) de sel hydrargyreux ; une maladie consécutive ou secondaire, datant d'un an ou deux, de quarante centigrammes à un gramme ; enfin, une maladie tertiaire ou constitutionnelle, d'un à deux grammes.

Telle est la règle générale consacrée par l'expérience, et qui sert de base au système de traitement que je suis ; avec cette différence cependant que j'apporte au traitement toutes les modifications, nécessitées par l'état du sujet, et en rapport avec les complications qui peuvent s'y joindre.

Partant de ces données, et pouvant apprécier de la manière la plus rigoureuse l'absorption qui a lieu ; rien n'est plus facile que le traitement à ordonner ; ainsi, je suppose qu'une personne, restant au bain deux heures, absorbe un litre d'eau ; connaissant jusqu'à un centimètre cube, la quantité d'eau contenue dans la baignoire, ayant le soin de faire vider la vessie avant de mettre au bain mon malade, j'attends que le besoin d'uriner se manifeste avant de l'en faire sortir ; ce besoin ayant lieu, je fais uriner dans la coupe graduée destinée à cet effet indiquant de la manière la plus précise la quantité d'eau rendue.

Déterminant ainsi la puissance d'absorption; connaissant la quantité de substance tenue en solution dans chaque litre d'eau du bain; j'arrive à préciser, autant qu'il est permis de l'espérer, la dose du médicament absorbé, me bornant à rendre plus actif le bain pour le malade qui absorbe peu; et à étendre davantage celui qui est destiné à la personne dont la fonction absorbante est plus prononcée; de cette manière j'évite d'avoir ou un résultat insignifiant, ou une véritable intoxication : tel est l'avantage de la méthode que je propose.

Une précaution indispensable, est que le malade ne doit pas uriner dans son bain; sans cela non seulement l'appréciation serait fausse, mais encore, par les sels que l'urine renferme, il y aurait décomposition d'une partie du remède employé (1).

La quantité d'urine rendue est notée avec soin chaque jour, sur un registre tenu à cet effet (qui, plus tard, pourra avoir son avantage en établissant peut être les lois d'absorption selon les constitutions, les âges, les sexes et les saisons) ; de sorte, que si après quinze jours de traitement, je trouve dix ou quinze litres d'eau rendue, et que chaque litre renferme cinq centigrammes de substance médicamenteuse, je puis

(1) On objectera peut-être que l'action du bois et de l'eau altèrent aussi la composition du médicament. Voici le résultat de nos recherches à cet égard, qui, si elles n'ont pas toute la précision désirable aux esprits par trop exigeants, peuvent suffire à l'homme pratique.

Un gros de deuto-chlorure hydrargiré laissé vingt-quatre heures dans un vase en bois de chêne et rempli d'eau, fermé hermétiquement. Cette eau filtrée, n'a présenté aucune différence sensible dans sa conposition, ni dans son poids. Les réactifs employés n'ont pu fournir aucune appréciation sensible d'altération, toutefois, nous tenons compte d'un cinquième pour notre traitement.

déterminer d'une manière exacte, rigoureuse la médication et son résultat.

Quant au moyen de juger de l'efficacité du traitement; rien de plus simple et de plus facile, me bornant à cette médication; ne donnant à mon malade que des boissons rafraîchissantes dans les deux premières séries, et les sudorifiques plus ou moins concentrés dans la troisième; c'est à la disparution des symptômes que je m'en rapporte; signe qui, du reste, n'a jamais trompé l'attente du praticien, lorsqu'il est obtenu, par l'action lente et graduée de la médication. En général, les bains devant être longs, et l'eau pouvant se refroidir et produire une impression pénible, ce qu'il faut éviter avec soin, afin de ne pas détermirer un etat spasmodique des vaisseaux absorbants : j'ai fait adapter à mon appareil un petit calorificateur en verre, qui maintient la température toujours égale pendant tout le temps que je crois utile au malade d'y demeurer; cela était indispensable au succès du traitement; car si l'on ajoutait une quantité d'eau quelconque, le traitement manquerait de précision et de certitude, par suite de cette adjonction. L'état du pouls modifie quelquefois sa durée; lorsqu'il reste calme, qu'il ne s'élève ni ne s'accélère, on doit ne pas craindre de le prolonger, surtout si la tête ne se cougestionne pas; en sortant du bain, le malade doit se coucher et prendre soit un bouillon, soit une infusion, afin de reposer quelques instants; ensuite il se lève et fait de l'exercice; quant au régime il doit s'approprier à la constitution, à la force du sujet; mais dans tous les cas, il doit être sévère et rigoureusement suivi, sans cela le succès est douteux. Nous n'avons jamais compris la facilité qu'apportent certains médecins dans le régime à suivre durant le traitement des affections syphylitiques. Que les charlatans, les afficheurs fassent bon marché de cette question, cela se conçoit; qu'ils promettent la guérison sans rien changer au régime, aux habitudes, ni aux occupations, passe; leur but n'est pas de guérir; que leur importe, ce n'est pas ce qu'ils veulent. Le régime, dans le traitement de ces affections est une chose de la plus haute importance, il n'y a pas de guérison solide à espérer sans lui. Les soins hygiéniques demandent également une grande attention; le malade doit éviter le froid, l'humidité; il faut qu'il apporte beaucoup de précautions à se garantir des intempéries qui peuvent avoir les plus fâcheux résultats.

Lorsque, sous l'influence du traitement, vous voyez les phénomènes morbides se dissiper, que les ulcères se cicatrisent; que les gonflements osseux se dissipent; que les taches ephélides de la peau disparaissent et continuent graduellement à s'éteindre; vous êtes assuré du succès du traitement; la saturation, s'il est permis de le dire, est portée assez loin, on peut alors cesser la médication proprement dite et continuer le régime.

Toutefois, il est une observation importante à faire sur le traitement qui justifie son efficacité et souvent la promptitude avec laquelle il agit; c'est que par la médication interne, un médecin judicieux se bornera toujours à des doses infiniment faibles, un ou deux centigrammes par jour, et cela par la crainte de déterminer une surexcitation de la poitrine, de l'estomac ou des intestins qui pourrait devenir dangereuse; tandis que par la peau, agissant sur une très-large surface; sur un organe doué d'une sensibilité obtuse (1); on peut, sans crainte aucune, doubler et même tripler la puissance de la médication, en ayant toujours soin de se baser, ainsi que je le fais, sur la faculté absorbante du malade.

Dans le traitement des affections anciennes, il est bon de varier l'emploi des substances médicamenteuses aussitôt qu'elles cessent d'exercer une influence favorable, et de choisir pour les remplacer celles qui sont le plus en harmonie avec les

(1) La peau, comme organe du tact, est douée d'une très-grande sensibilité; mais la nature, toujours prévoyante, l'a recouverte d'une pellicule inorganique, insensible dans l'état normal, qui se renouvelle constamment, et que l'on désigne sous le nom d'épiderme; c'est à cette sagesse providentielle que nous devons la faculté d'agir impunément sur elle, et ce qui explique mon expression de sensibilité obtuse.

besoins du malade; il m'est arrivé plusieurs fois d'alterner mes bains hydrargireux soit avec les bains sulfureux ou iodurés, et d'obtenir ainsi la solution d'affections de la peau très-rebelles, qui ne devaient leur tenacité qu'à uue complication souvent méconnue. Dans la pratique, on rencontre assez fréquemment des affections de la peau sans cachet caractéristique; qui semblent tenir à tout et à rien, en même temps qu'elles se montrent réfractaires à tout traitement; la cause en est en ce que, mal appréciée duns le principe, ou le traitement mal suivi, la forme primitive a été altérée.

La maladie est ce que serait une personne bien connue, à laquelle on aurait crevé les yeux; coupé le nez, enlevé les dents et coupé les cheveux et les sourcils; qu'on vous représente cette personne après cette horrible mutilation, la reconnaîtriez-vous? et cependant c'est bien la même personne. La comparaison est grotesque, mais vraie. Un traitement incomplet ou mal appliqué modifie souvent la forme primitive d'une maladie, la transforme, en lui faisant perdre le cachet pathognomonique ou spécial qui pouvait la faire reconnaître.

Tous les jours le médecin est appelé à donner des soins à des personnes d'une santé délicate, faibles, maladives, atteintes ou disposées aux maladies de poitrine, ou porteurs d'irritation gastro-intestinale; que fera-t-il? Administrera-t-il le mercure à l'intérieur? Mais la plus faible dose peut déterminer des accidents très-graves (1) que ne sauraient compen-

(1) Je ne dois de faire ce travail qu'à un jeune avocat qui fut adressé, il y a quatre ans, à l'établissement que je dirige, par un des plus honorables praticiens de Lyon, M. le Dr Bottex, Ce jeune homme était atteint d'une affection vénérienne légère, qu'un traitement intempestif que lui faisait suivre un de ses amis avait notablement aggravé, en mettant en jeu la sensibilité des organes gastro-bronchiques. Lorsqu'il vint trouver M. le Dr Bottex, l'irritabilité du ventre était telle, que les doses les plus minimes de mercure à l'intérieur déterminaient les accidents les plus graves. Ce n'est qu'à la sage prévoyance, à l'habileté pratique de cet honorable praticien, que cet homme intéressant a dû de sortir de cette rude épreuve.

L'observation de ce malade me fit désirer de trouver un moyen caser les avantages qu'il retirera de sa médication interne; emploiera-t-il les frictions? Mais outre la répugnance extrême que beaucoup de gens éprouvent pour l'emploi de ce moyen, il y a encore de graves inconvénients; la peau devient fréquemment le siége d'une fluxion érysipélateuse; les gencives s'engorgent, les dents s'ébranlent, une salivation fétide et des plus douloureuses s'établit; la tête elle-même peut devenir le point d'un mouvement congestif très-grave, qui peut compromettre la vie ou la raison (1). Que fera-t-il donc, emploiera-t-il les bains? Mais ici point de données, point de règles tracées, une anarchie complète existe dans la pratique à ce sujet, tel praticien mettra dans un bain huit grammes de sublimé,

pable de donner au médecin et au malade toutes les garanties de guérison, sans être obligé de porter à l'intérieur une médication devenue impuissante, par suite de cet état de surexcitation. C'est alors que se présenta à mon esprit le mode de traitement que j'émets aujourd'hui, et dont les avantages sont pour moi un fait acquis par l'expérience de quatre années.

Depuis lors, j'ai plusieurs fois rencontré de ces constitutions que l'on peut appeler réfractaires à l'emploi du mercure à l'intérieur; au point que chez une personne à laquelle je donnais des soins, j'ai vu un trente-deuxième de grain de deuto-chlorure hydrargiri, déterminer des vertiges, un sentiment de constriction de la poitrine très-douloureux; une toux sèche, etc., etc. J'avoue que je ne crus pas devoir attribuer cet état à une si faible quantité de mercure; je laissai se calmer les accidents, et dix jours après je revins de nouveau à administrer, à la même dose, le même médicament; les mêmes accidents se renouvelèrent, mais avec une intensité telle, que je fus très-inquiété et que j'eus beaucoup de peine à m'opposer à la marche très-grave que prenait cette affection; une fièvre muqueuse des plus tenaces eut lieu, et ce ne fut qu'après six mois de soins que ce malade revint à la santé; il avait pris en tout un seizième de grain de mercure!

(1) Les frictions mercurielles produisent quelquefois, chez les personnes nerveuses qui souvent ne sont pas dociles à suivre les conseils du médecin, ou s'exposent à l'action du froid, une altération grave de l'intelligence: c'est surtout dans les établissements d'aliénés que l'on peut apprécier ce fâcheux résultat. Il est tellement évident, qu'un des hommes les plus honorables de la médecine lyonnaise, un de ceux que j'affectionnais le plus, M. le docteur Faivre, qui avait été médecin de l'Antiquaille et directeur d'un établissement de santé consacré aux aliénés, qui existe encore, ne pouvait en entendre parler et l'avait banni de sa pratique.

un autre seize ou trente grammes; il y a même des praticiens qui ne craignent pas de porter jusqu'à soixante grammes par bain la dose de cette substance si active: et cela, comment? Sans savoir le moins du monde si le malade absorbe peu ou beaucoup; si le bain doit être de deux ou trois heures; sans connaître seulement la quantité d'eau que renferme le bain, toutes conditions nécessaires pour le médecin aussi bien que pour le malade.

Tel est cependant l'état de la pratique jusqu'à ce jour; car, ni dans les ouvrages publiés sur ce sujet, ni dans les instructions cliniques, on ne trouve le moyen de remplir cette lacune.

Tout est donc à faire pour cette partie importante de la thérapeutique; remplacer le doute, l'incertitude par la précision d'une opération mathématique; soustraire l'homme faible aux dangers de la médication interne, et satisfaire enfin à toutes les exigences de la médecine pratique, renfermées dans ces mots : *cito*, *tuto*, *jucundè*.

CONCLUSION.

En considérant au point de vue historique la marche des maladies vénériennes; on constate un fait rassurant pour l'humanité, c'est l'atténuation progressive du principe virulent; les descriptions des médecins du quinzième et du seizième siècle (1) portent un cachet qui ne permet pas de douter des effroyables ravages qu'occasionnait cette maladie, auxquels les rois eux-mêmes ne pouvaient se soustraire (2); d'un autre côté cette opinion se trouve corroborée par les mesures prises à ce sujet; ainsi des prières publiques sont ordonnées dans toutes les églises et sur tous les points de la France; un arrêt du parlement de Paris, août 1497, prononce la peine de mort (3) contre tout individu atteint de maladie vénérienne, sortant de sa maison soit de jour, soit de nuit. Or, pour justifier de semblables mesures, il faut un danger pressant.

L'étude des historiens de la médecine qui se sont succédés depuis le seizième siècle, et qui tous semblent, dans la description des symptômes, suivre une marche décroissante; les modifications apportées dans les règlements qui perdent insensiblement ce caractère rigoureux pour revêtir des formes

(1) Jean Muller, médecin et évêque de Ratisbonne, fut le premier qui écrivit sur les maladies vénériennes, en 1475.

(2) Nous devons à Gascoigne, chirurgien anglais, la relation ci-après: « Cognovi diversos viros qui mortui fuerunt ex putrefactione, membrorum suorum genitalium et corporis sui; quæ corruptio et putrefactio, ut ipsi dixerunt, causata fuit, per exercitium copulœ carnalis mulieribus. » Richard II, roi d'Angleterre, dont il était le médecin, mourut de cette maladie; « et idem rex ostendit cùm eumdem ducem in suâ infirmitate visitavit (a). »

(3) Peine de la hart (pendu). Les édits de la reine Jeanne.

(a) Mémoire de Beckets, *Transactions philosophiques*.

plus humaines, plus douces; nous autorisent à voir dans ces faits, la preuve que ce mal terrible avait perdu à cette époque (17e siècle), pour nous servir de l'expression énergique d'Astruc (1), une partie de son *effervescence impétueuse*. Cette modification rassurante se justifie, du reste, par la découverte de la vertu spécifique du mercure, et son administration plus sagement raisonnée par l'expérience pratique.

Les connaissances dues à l'anatomie pathologique, cette source du progrès médical : quelques formules de la médecine physiologique, jointes aux progrès de la chimie; ont imprimé à la thérapeutique de ces affections (depuis le commencement de ce siècle), un cachet particulier; non-seulement nous n'avons plus à craindre ces ravages effroyables occasionnés par le vice vénérien, mais nous ne croyons plus à la nécessité de la salivation comme condition de guérison; et par conséquent nous sommes également garantis des accidents fâcheux qui suivaient fréquemment l'administration intempestive du mercure, portée au point de la produire. Grâce aux heureuses modifications apportées par notre transformation sociale, dans l'hygiène publique; nous pourrions peut-être espérer un jour la disparition complète de ce fléau, si une loi sage en investissant le corps médical d'une action répressive, donnait à celui-ci la faculté de faire rentrer sous sa tutelle la thérapeutique de ces affections, et de mettre ainsi un terme à l'exploitation immorale qui se fait à ce sujet.

Nous ne saurions en aucune manière partager l'opinion de M. le docteur Baumès sur les causes qui ont modifié les propriétés délétères que le virus vénérien a manifestées dès son apparition, et nous n'accordons nullement à un travail favorable de l'organisme cette heureuse atténuation. Nous la reconnaissons et la considérons comme le résultat de trois causes étrangères à celles qu'il donne : la première, la plus puissante, nous la trouvons dans l'emploi du spécifique par excellence, du mercure qui, administré sagement, a depuis deux

(1) *Traité des maladies vénériennes*, 1751.

siècles, en quelque sorte saturé l'économie de l'homme et modifié puissamment l'influence funeste du principe virulent.

La seconde (qui pour nous n'est que conditionnelle), s'explique par une loi générale, applicable à tous les êtres vivants; la voici : Toutes les fois qu'une plante ou un animal est éloigné de son sol normal, et transplanté en quelque sorte sur un sol étranger, il dégénère; et ce n'est qu'à force de soins, de précaution qu'on parvient à perpétuer son espèce. Cette loi de la nature s'applique également aux maladies : né sous un ciel ardent, le virus vénérien devait revêtir le cachet particulier de son sol, qui imprime à tout ce qu'il produit ses couleurs chaudes et vives; les poisons subtils, la fièvre intermittente pernicieuse, la peste jaune. Les vives couleurs des oiseaux, les parfums si pénétrants des plantes, etc., etc.; tout est harmonique dans la nature.

La troisième, pour être plus faible dans son action, n'en est pas moins efficace, elle tient à notre état hygiénique, qui s'est notablement amélioré depuis un siècle.

Mais tandis que le virus vénérien s'humanise un peu, la surexcitation nerveuse qui est dans notre siècle un des caractères dominants de la constitution de l'homme; surexcitation qui tend à s'accroître de jour en jour (1), semble faire une

(1) Le principe de concurrence illimitée consacré par nos lois; le libre frein laissé à l'agiotage; la considération accordée à l'argent (considération légale : électorat, éligibilité et toutes leurs conséquences) et refusée à l'intelligence; l'ambition développée par le spectacle de ces fortunes scandaleuses, s'élevant comme par enchantement; le dévergondage de notre littérature; le scepticisme qui a remplacé la foi, fait que l'on doit considérer comme le plus grand malheur de l'humanité; et par-dessus toutes ces causes, la misère qui frappe les classes laborieuses, trop ou pas assez instruites pour la supporter courageusement. Telles sont les causes qui tendent à développer de plus en plus cette surexcitabilité du système nerveux démontrée par l'observation des faits suivants.

Le nombre des aliénés toujours croissant.

Le suicide suivant la même voie;

Le besoin des tours (enfants trouvés) qui, malgré l'opinion de nos économistes banquiers ou de nos Vincent de Paule rétrogrades, se fait tous les jours de plus en plus sentir : et cela pour éviter les crimes latents qui se commettent chaque jour, et dont Lyon, plus qu'aucune autre ville, présente le déplorable spectacle.

loi au médecin de chercher à mettre la médication, (surtout dans ce cas,) en rapport avec la modification qu'à subi l'organisme du malade; or, de tous les moyens que nous offre la thérapeutique, le bain est celui qui répond le mieux à ce besoin.

L'application de ce mode de traitement demande de la part du médecin une attention toute spéciale; car s'il est, sans contredit, le plus agréable, le plus propre, et celui qui peut le mieux se dissimuler, il est aussi parfois le plus prompt; dans ses effets. Le médecin, dans ce cas, doit donc apprécier l'état de la personne, son sexe, ses fonctions; a-t-il affaire à un homme fort et vigoureux, à un être faible et maladif, à une femme, et celle-ci est-elle enceinte ou nourrice: toutes ces considérations sont de la plus haute importance dans le traitement; car ce sont elles qui doivent en déterminer la puissance. Il est certain que la composition du bain doit différer dans tous ces cas, c'est surtout chez la femme enceinte ou nourrice que ce traitement présente d'immenses avantages pour la conservation de l'enfant. Car nous ne saurions mieux faire apprécier l'influence délétère que le vice vénérien, mal détruit chez les parents, exerce sur les enfants, qu'en empruntant les paroles d'un des hommes les plus éminents de la science, M. le professeur Lallemand, de Montpellier (1). Voici ses paroles, en parlant du virus vénérien :

« Mais il est facile de constater son influence pernicieuse. Par exemple, quand je vois un père et une mère, qui n'ont actuellement aucun symptôme syphilitique (le père avait eu, avant son mariage, la vérole) donner le jour à quatre enfants qui meurent avec des pustules et autres symptômes syphilitiques; quand je vois un cinquième enfant venir bien portant au monde, se couvrir, à cinq mois de pustules semblables,

Et enfin les prisons, toujours remplies, malgré les circonstances atténuantes; et tant d'autres faits anormaux qui sortent du domaine de la médecine pratique proprement dite, et dont je ne dois pas m'occuper.

(1) *Lettre à M. le docteur Baumes.*

infecter deux nourrices; quand je guéris cet enfant par des bains de sublimé; enfin, quand après un traitement anti-vénérien que je fais suivre aux parents, je vois quatre enfants survenir et jouir de la plus belle santé; depuis dix ans; comment ne pas admettre que le virus a existé dans le sperme du père, et que c'est à la funeste modification qu'il subissait que l'on doit ce défaut de vitalité des enfants. »

L'ouvrage du docteur Baumès relate plusieurs faits semblables, et moi-même j'en ai observé de fort remarquables dans ma pratique. Aussi est-ce dans ce cas, que la sollicitude du médecin doit être la plus vive; car il a à veiller sur deux êtres faibles dont la puissance d'organisation demande beaucoup de discrétion.

« Toutes les fois que l'on veut agir, (dit le docteur Rapou, dans son Traité d'atmidiatrie, 1819) sur un ou plusieurs organes ou bien à la fois sur tout le système; et que l'on peut également atteindre le but qu'on se propose en donnant le remède à l'intérieur ou en l'appliquant sur la peau; le médecin prudent doit choisir cette dernière voie qui, toutes choses égales d'ailleurs, est toujours préférable en ce qu'elle a des rapports de contiguité et de sympathie avec un plus grand nombre d'organes, qu'elle est plus directement liée avec le système lymphatique, et que l'absorption s'exerce sur une plus grande surface; la peau d'ailleurs étant partout accessible aux sens, on peut, à son gré, maîtriser l'action du médicament (1) qui pouvant s'administrer sous toutes les formes, et dont l'emploi réitéré ou trop longtemps continué n'a pas, à beaucoup près, les mêmes inconvénients que sur la muqueuse gastro-intestinale; c'est, en effet, à ces considérations que doit s'arrêter l'esprit du médecin. »

(1) L'appréciation de cette médication ne pouvait se faire que par l'influence qu'elle exerçait sur la peau même; mais pour se rendre compte d'une manière rigoureuse de la médication et de son action générale sur l'économie, la science ne possédait aucun moyen de le faire d'une manière satisfaisante. Elle ne pouvait le faire qu'en déterminant la puissance d'absorption de chaque individu!

M. le docteur Baumès, dans son excellent ouvrage sur les maladies vénériennes, tout en exprimant l'incertitude qui accompagne jusqu'à ce jour le praticien dans l'emploi du bain médicamenteux; en fait ressortir d'une manière assez vive les avantages. Voici son opinion sur ce sujet :

« Si les voies gastriques ou la poitrine sont irritées, il est évident qu'il ne faut pas penser à l'administration intérieure du mercure; les bains tenant en solution des sels minéraux, peuvent également dans ces circonstances, en pénétrant par les voies de l'absorption dans l'économie, guérir à la fois les symptômes locaux et la disposition générale; mais cependant avec ces bains entiers ou de siége, qui ont un effet très-avantageux pour certains cas de syphilides dans la vérole constitutionnelle, *on ne peut apprécier la quantité de mercure ou autre médicament* qui pénètre dans l'économie; et cette quantité peut être ou trop grande ou trop petite; ce moyen employé doit donc être souvent ou insuffisant ou dangereux (1). »

En fixant mon attention sur un des points les plus importants de la médecine pratique; en lui donnant des règles sûres, des données positives; en prenant pour base enfin la puissance d'absorption de l'individu; je fais entrer la médecine, par les bains, dans une voie nouvelle aussi certaine dans ses opérations qu'elle était douteuse; je fais cesser surtout l'arbitraire de la médication dont les résultats ne pouvaient être que fâcheux pour le malade. Ici le médecin peut, à son gré, activer ou ralentir la puissance de la médication, et la coordonner avec l'impressionnabilité du malade, car sa détermination est basée sur une appréciation exacte et rigoureuse.

De tous temps, la médication par les bains a été considérée comme la plus douce, la plus agréable et la moins dangereuse

(1) Oui, cette opinion est vraie : il manquait à l'application des bains, des règles, un régulateur, et nous sommes heureux de présenter aux praticiens les garanties qu'ils désirent dans l'intérêt des malades, et de leur permettre de tirer de l'emploi de ce moyen puissant, tous les avantages qu'ils peuvent en espérer.

pour les personnes faibles et irritables en ce qu'elle ne met pas en jeu la sensibilité des organes internes. Il lui manquait d'être soumise à des lois qui fissent apprécier sa puissance d'action, c'est le tribut que je paie à la science aujourd'hui.

Ce travail était déjà sous presse lorsque me tomba entre les mains le Traité complet des bains du docteur Corbet Lagneau publié en 1845. Voici textuellement son opinion, page 159, qui a d'autant plus de poids qu'il s'est exclusivement occupé de cette question :

« *Bain de deuto-chlorure de mercure*, proposé par M. Baumé puis par M. Dehorne. Après avoir été complètement « négligé par les praticiens modernes ; a été de nouveau « préconisé pour le traitement des affections vénériennes constitutionnelles. Les faits que j'ai observés, sont tous en sa faveur, et je le prouverai par des observations curieuses que « je me propose de publier plus tard, dans un ouvrage qui « traitera spécialement de ces maladies. J'ai vu, en effet, des « symptômes excessivement graves céder comme par enchantement à l'usage de ces bains, aussi je les crois très-utiles « et souvent même indispensables dans des cas de susceptibilité extrême du tube digestif ; lorsque des ulcérations « accompagnées d'une vive inflammation existent sur le voile « du palais, les piliers, les amygdales ou les parois du pharinx, de manière à rendre impossible, comme j'ai eu occasion de le voir plusieurs fois, le mouvement de déglutition ; mais lorsque le malade est dans de plus heureuses « conditions, on doit toujours préférer comme méthode générale, l'administration du mercure à l'intérieur, car alors « on sait quelle quantité de ce sel le malade aura prise et « pourra prendre encore pour compléter son traitement et « rendre toute rechute impossible. Chose difficile à apprécier « avec exactitude dans un traitement par les bains de sublimé ; cependant, si des observations plus complètes et « plus nombreuses démontraient que par cette méthode on

« prévient toute récidive, il serait avantageux de lui donner la préférence, parce qu'elle est, comparativement aux « autres, d'une méthode on ne peut plus facile.

Bain ioduré. « Le bain ioduré est journellement employé « avec succès contre les maladies scrophuleuses. L'iodure de « potassium qui sert à la composition de ces bains s'est ré- « vélé avec beaucoup d'éclat aux observateurs, et a pris, « dans ces derniers temps, un rang distingué dans la théra- « peutique des maladies vénériennes constitutionnelles.

Bains ferrugineux, etc., etc. »

Ainsi, il est bien évident, et l'opinion de tous les médecins qui ont écrit, soit sur les maladies vénériennes, soit sur les maladies de la peau, soit enfin sur les maladies scrophuleuses des enfants si fréquentes de nos jours (1), tous, sans aucune exception, ont considéré le traitement de ces affections par les bains, comme le moyen le plus doux, le plus applicable aux personnes faibles, maladives; le seul capable de les soustraire aux dangers de la médication interne; seulement s'ils ne l'adoptent pas dans tous les cas, c'est qu'ils n'ont pas la faculté de se rendre un compte satisfaisant de leur médication.

Tel était, en effet, le problème posé par les besoins de la science, que je crois avoir résolu autant qu'il est au pouvoir du médecin de le faire.

(1) On ne saurait croire avec quelle rapidité merveilleuse disparaissent quelquefois les symptômes généraux des scrophules chez les enfants, sous l'influence des bains. J'ai donné dernièrement des soins aux deux enfants d'un anglais couverts d'engorgements scrophuleux et ulcérés; et moins de deux mois ont suffi pour faire disparaître et résoudre complètement toutes ces tumeurs, ainsi qu'une ophthalmie très-intense; aussi ai-je fait, dans mon Etablissement de santé, les dispositions nécessaires pour recevoir les enfants des personnes habitant les petites villes ou les campagnes, et qui par leur position ne se trouvent pas dans les conditions favorables à recevoir les soins qu'exige leur état.

www.ingramcontent.com/pod-product-compliance
Ingram Content Group UK Ltd.
Pitfield, Milton Keynes, MK11 3LW, UK
UKHW022141260726
13993UKWH00005B/2085

9 782329 168012